Docteur JEAN DÉMÉTRIADIS

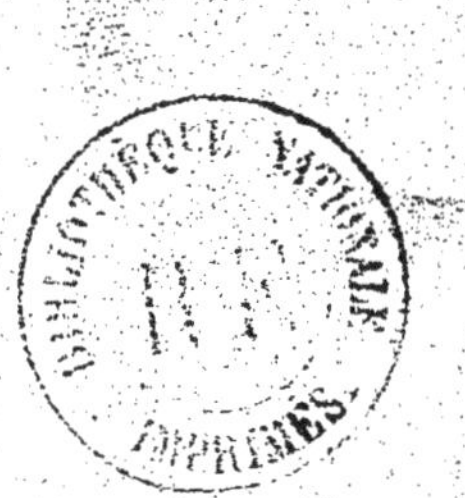

Traitement
des
colobomes cicatriciels

PARIS
EDITIONS MÉDICALES
7, Rue de Valois, 7

1921

Docteur JEAN DÉMÉTRIADIS

Traitement
des
colobomes cicatriciels

PARIS
EDITIONS MÉDICALES
7, Rue de Valois, 7

1921

A ma Mère

En témoignage de ma profonde affection.

A mon Père :

le Docteur DEMETRIADIS,

Membre délégué au conseil sanitaire d'Egypte
Fondateur et ancien chef de service ophtalmologique de l'Hôpital Hellénique d'Alexandrie
Commandeur de l'ordre du Nil
Chevalier de l'ordre de Saint Olaf de Norvège
Chevalier de l'ordre du Sauveur de Grèce

dont la vie, toute de travail et de dévouement, sera, pour moi, un constant exemple.

En témoignage de reconnaissance et de piété filiale, faible tribut pour toute la sollicitude et la bonté dont il m'a toujours entouré.

A mon oncle :

le Docteur N. DEMETRIADIS

A ma Sœur et à toute ma famille

A Monsieur le Docteur B. SCRINI

qui fut mon premier maître et que je remercie pour la bienveillance qu'il n'a cessé de me prodiguer.

A notre président de thèse :

Monsieur le Professeur de LAPERSONNE

Membre de l'Académie de Médecine
Professeur de clinique ophtalmologique
Commandeur de la Légion d'Honneur

pour l'honneur qu'il nous a fait d'accepter de présider notre thèse.

A Monsieur le Docteur A. POULARD

Ophtalmologiste de l'Hôpital des Enfants Malades

qui nous a inspiré le sujet de ce travail, et qui a guidé nos études ophtalmologiques avec bienveillance pendant notre stage dans son service. En témoignage de respectueux dévouement.

A MES MAITRES DANS LES HOPITAUX DE PARIS

Monsieur le Professeur agrégé CHEVASSU (Necker 1912-13)

Monsieur le Docteur HAUTEFORT (Necker 1912-13)

Monsieur le Docteur THIROLOIX (Pitié 1914)

Monsieur le Docteur ROBINEAU (Tenon 1914)

Monsieur le Docteur MORAX (Lariboisière 1916-17)

Monsieur le Professeur agrégé DEMOLIN (Lariboisière 1918)

Monsieur le Docteur DEVRAIGNE (Lariboisière 1918)

Monsieur le Docteur POULARD (Enfants Malades 1919-20)

I

Introduction

Le traitement des colobomes cicatriciels, n'a pu, réellement, être entrepris, que pendant la guerre, à cause des nombreux cas de perte de substance palpébrale, occasionnés par les différents traumatismes provenant des éclats d'obus et autres projectiles similaires.

Depuis le conflit de ces dernières années, cette question a été méticuleusement fouillée, par tous les chirurgiens qui s'y sont attachés, avec la résolution de la résoudre le mieux possible.

C'est qu'il y avait, selon nous, deux raisons, en dehors de l'esthétique, raison fort légitime aussi, qui militaient en faveur d'une solution définitive de ce problème : la première, visait à la protection, par les paupières restaurées, du moignon laissé en place ; la seconde tenait à la bonne adaptation de l'œil artificiel, de la prothèse projetée.

La première idée qui s'est fait jour dans l'esprit de ceux qui se trouvaient en face de ces plaies palpébrales fut, certainement, d'appliquer à la paupière les procédés employés pour la restauration des plaies de la face, idée d'autant plus logique que ces plaies étaient accompagnées de vastes délabrements de la face, ce qui les faisait rentrer dans le domaine de la restauration faciale.

Mais tous les tissus ne se prêtent pas avec une égale valeur à cette blépharoplastie ; il fallait en trouver un qui offrit toutes les garanties de solidité, d'élasticité et de sécurité pour l'avenir. Il fallait également songer au parfait alignement du bord palpébral.

Le procédé opératoire que nous préconisons, fait appel aux tissus du colobome lui-même, soit par simple glissement, lorsqu'il n'y a que section des paupières, soit par apport de tissus voisins servant à combler les brêches lorsqu'il existe, en plus, de sérieux délabrements.

II.

Définition

Qu'est-ce qu'un colobome palpébral ? « Le colobome est une perte de substance, plus ou moins large, de la paupière, toujours limitée en hauteur, et qui laisse à découvert une partie du globe oculaire. Il se présente sous forme d'encoche, ou de triangle dont la base est du côté du bord palpébral et dont le sommet est dirigé vers le rebord orbitaire. Les bords de la solution de continuité sont arrondis, dépourvus de cils et d'aspect cicatriciel. » Telle est, d'après Terrien, la définition du colobome des paupières.

Ce mot de colobome éveillant, inévitablement, l'idée d'une affection d'origine congénitale, nous ne dirons, du colobome congénital, que quelques mots ; notre travail ne comprenant que l'exposé du traitement des colobomes cicatriciels d'origine traumatique.

Cette affection est dûe, d'après Van Duyse, aux troubles d'évolution de l'amnios qui retentissent sur le développement des paupières. On comprend très bien que l'étroitesse anormale de l'amnios pendant la vie fœtale peut, par la pression exercée sur les parties les plus saillantes, comme les paupières, en arrêter le développement.

Les bandelettes amniotiques, qui compriment un segment palpébral déjà développé, peuvent entraîner en ce point une perte de substance. Cette perte de substance, après la disparition des bandelettes amniotiques au cours du développement, constitue le colobome congénital. Ce colobome peut être unique ou bien les pertes de substance peuvent être nombreuses et variées sur une seule paupière ou même sur les deux. Cette affection s'accompagne très souvent de malformations multiples de la face voisine du colobome. La perte de substance palpébrale représente, dans ce cas, le prolongement d'une fente faciale produite par un défaut de réunion des apophyses orbitaires du frontal et des apophyses frontales du maxillaire supérieur.

Les sujets porteurs de cette affection hébergent entre les bords du colobome des kystes dermoïdes épibulbaires et sous-conjonctivaux et sont, le plus souvent, atteints de colobomes de l'iris, de corectopie, d'opacités cornéennes, de microphtalmie, de bec de lièvre, de syndactylie, de hernies abdominales et autres malformations.

Nous ne nous occuperons pas, ici, de ces lésions que nous ne citons que pour mémoire. Notre travail ne sera réservé qu'aux pertes de substance palpébrale provoquées par les traumatismes de la guerre, de quelqu'origine qu'ils proviennent, c'est-à-dire des colobomes acquis cicatriciels.

Ceux-ci peuvent se présenter sous deux formes :

1° — le colobome par simple section de la paupière sans délabrement ;

2° — le colobome avec vaste perte de substance, avec

destruction plus ou moins étendue et plus ou moins complète du tissu palpébral.

Dans le travail qui va suivre, nous allons exposer la technique ingénieuse, dûe à notre maître, Monsieur le Docteur Poulard, technique qui, pour la réfection des paupières, fait appel aux tissus du colobome lui-même. Plusieurs dessins et un nombre convenable de planches illustreront le texte de notre travail, et par leur choix judicieux et leur reproduction parfaite serviront, mieux que tout développement, à la compréhension de l'exposé du procédé opératoire, dont la description va suivre.

III.

Lorsqu'à la suite d'un traumatisme, une paupière se trouve fendue verticalement dans toute son épaisseur, les lèvres de la plaie s'écartent l'une de l'autre et forment ainsi une brêche disgracieuse, triangulaire, à laquelle on donne le nom de colobome. Quand le traumatisme est grave, plaie par projectile ou éclat d'obus, par exemple, alors, la paupière n'est pas seulement fendue mais détruite sur une plus ou moins grande étendue ; à cette destruction partielle de la paupière, il convient de donner aussi le nom de colobome. Il y a donc les colobomes par section et les colobomes par destruction dès paupières.

Toute plaie de ce genre mérite une attention particulière ; il convient d'intervenir sans tarder ; il faut remettre en place, de toute façon, exactement ou approximativement, les lambeaux épars, à l'aide de sutures appropriées.

Cette intervention a son importance car elle permet, lorsque la plaie est légère, sans perte étendue de substance, de restaurer immédiatement la paupière. Lorsque la plaie est plus grave et qu'il existe un délabrement plus ou moins étendu, la coaptation des lambeaux est alors impossible : il faut se contenter de les disposer dans de bonnes conditions, c'est-à-dire dans les directions voulues pour pouvoir, plus tard, après cicatrisation, entreprendre plus facilement la restauration des paupières.

En effet la cicatrisation spontanée modifie l'aspect des déformations immédiates de la blessure et, toujours, en mal :

Dans la simple section palpébrale, la brèche du colobome augmente, par écartement des lèvres de la plaie ; de plus, la plaie elle-même, par suite de la cicatrisation se rétracte et produit, dans cette paupière, des plissements et des déformations que l'on corrige très difficilement plus tard.

Dans les plaies graves, avec lésions sous-jacentes de l'orbite et plus spécialement des rebords orbitaires, les déformations cicatricielles deviennent considérables. Des déplacements considérables, la plupart du temps excentriques vers le rebord orbitaire, accompagnent les rétractions, les plissements et les déformations qui se font au niveau même de la plaie palpébrale. En effet, la plaie sous-jacente, lors de la cicatrisation, attire vers elle et les y maintient solidement fixés, tous les lambeaux cutanés voisins et principalement les paupières. Voilà pourquoi la paupière supérieure sectionnée se trouve attirée, en haut, vers le rebord orbitaire supérieur.

Les colobomes palpébraux cicatriciels doivent être divisés au point de vue du traitement en deux groupes :

1° — les colobomes par simple section palpébrale, sans perte de substance notable et sans rétraction considérable vers le rebord orbitaire (petits colobomes) ;

2° — les colobomes par destruction partielle de la paupière, avec large perte de substance et rétraction considérable vers le rebord orbitaire (grands colobomes).

Les premiers peuvent être réparés sans apport autoplastique ; les seconds nécessitent l'apport de tissus nouveaux pris dans le voisinage.

Technique Opératoire

RÉPARATION DES PETITS COLOBOMES

Nous prendrons comme exemple, la réparation d'un colobome de la paupière supérieure et nous diviserons ces opérations en temps successifs :

I. *Sections palpébrales ayant pour but de mobiliser les deux portions séparées de la paupière.*

On fait, avec les ciseaux, une première section verticale qui prolonge en haut le sommet du colobome. Perpendiculairement à cette section, on pratique, toujours aux ciseaux, une section transversale passant par la partie supérieure de l'incision verticale. La paupière, dans toute son épaisseur, est intéressée par ces sections, qui ont dans leur ensemble, la forme d'un T majuscule (figure 1).

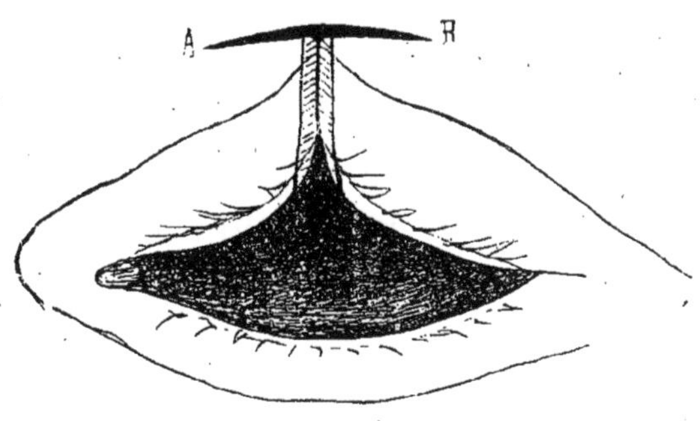

figure 1

La paupière se trouve ainsi formée de deux lambeaux mobiles à base externe, l'un temporal, l'autre nasal, et se regardant par leur extrémité libre.

II. *Déplissement et étalement des lambeaux, de façon à permettre la mise en ligne du bord palpébral.*

Les lambeaux qui résultent de cette section en T, sont toujours déformés : le tarse est plissé et recroquevillé en haut vers le sommet du colobome ; le bord palpébral n'est plus en ligne ; il se recourbe en haut, toujours vers le sommet du colobome et forme, dans une étendue variable, les bords mêmes de la brèche palpébrale.

Pour remettre le bord palpébral en ligne, (chose dont la réalisation est de première importance), il faut déplisser l'extrémité libre des lambeaux, libérer les adhérences cicatricielles, sectionner et étaler les replis cicatriciels du tarse. Lorsqu'on a terminé cette opération de déplissement et d'étalement des lambeaux, on peut, alors, remettre en ligne les deux parties du bord palpébral.

III. *Avivement de l'extrémité libre des deux lambeaux.*

Une fois les deux moitiés de la paupière refaites le mieux possible, il faut s'évertuer à les réunir l'une à l'autre et cela d'une manière solide. La condition indispensable de ce succès c'est un bon avivement de l'extrémité des deux lambeaux dans toute l'étendue où l'on se propose d'obtenir l'adhérence. Si, du tissu de la paupière, par son interposition, gêne ce bon avivement, il ne faut pas hésiter à en sacrifier un ou deux millimètres, car l'avivement doit descendre jusqu'au bord palpébral.

IV. *Sutures :*

Il faut veiller, au moment de placer les sutures, à ce que les surfaces avivées se trouvent bien en contact. Le bord palpébral ne doit pas être fixé seulement avec solidité mais encore avec précision.

Les figures ci-dessous montrent suffisamment la façon de placer les sutures. Celles-ci au nombre de trois, généralement, sont placées de façon à traverser horizontalement et profondément les deux lambeaux. La troisième, plus spécialement, intéresse le bord libre lui-même (figure 2).

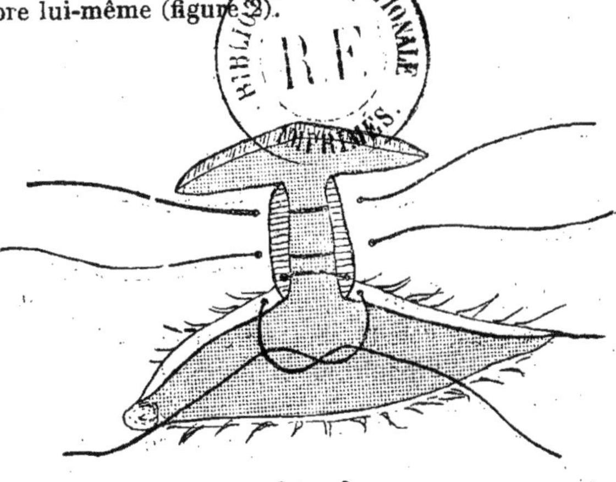

figure 2

Quand la suture est terminée, il reste dans la paupière une brèche, ou même, une simple fente transversale correspondant à la section horizontale primitive de cette paupière. Comme elle est peu importante, on la laisse se cicatriser seule (figure 3).

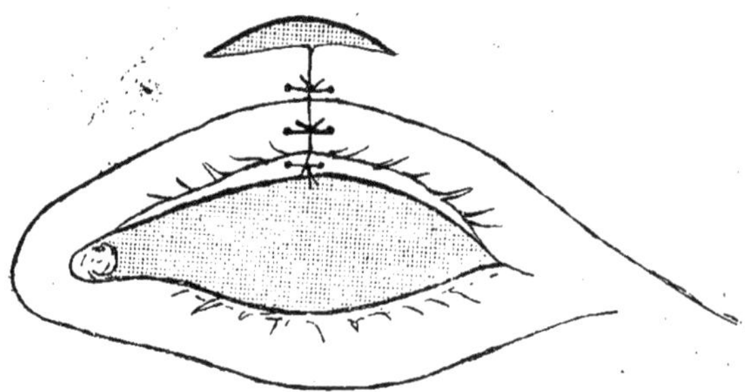

figure 3

RÉPARATION DES GRANDS COLOBOMES

Les grands colobomes, avec destruction plus ou moins étendue des tissus de la paupière, ne peuvent pas se réparer de la même façon que les petits colobomes qui résultent d'une simple section de ces tissus, car, dans ce cas, l'étoffe nécessaire à la réfection de la paupière est soit insuffisante, soit totalement absente. On est, par conséquent, obligé de recourir à une autoplastie en empruntant, dans les régions voisines, les tissus nécessaires à cette opération. On est tout naturellement porté, de prime abord, à utiliser la technique précédente, en y adjoignant l'autoplastie pour combler la brèche faite dans la paupière, procédé que les premiers expérimentateurs ont utilisé, remettant aînsi en honneur les techniques employées par Fricke et d'autres contre les ectropions cicatriciels.

Cette manière de faire est séduisante et facilement exécutable si l'on se rapporte aux théories classiques. En pratique c'est une méthode défectueuse. Pour obvier, justement, aux défectuosités suscitées par l'emploi des anciennes méthodes, nous proposons une technique dont nous allons exposer avec précision les détails et les résultats. Pour que la description en soit plus claire, nous prendrons comme exemple la réparation d'une paupière supérieure et nous diviserons l'opération en temps successifs.

I. *Incision :*

Dans toute ou presque toute la longueur de la paupière on fait une incision qui suit le bord palpébral à

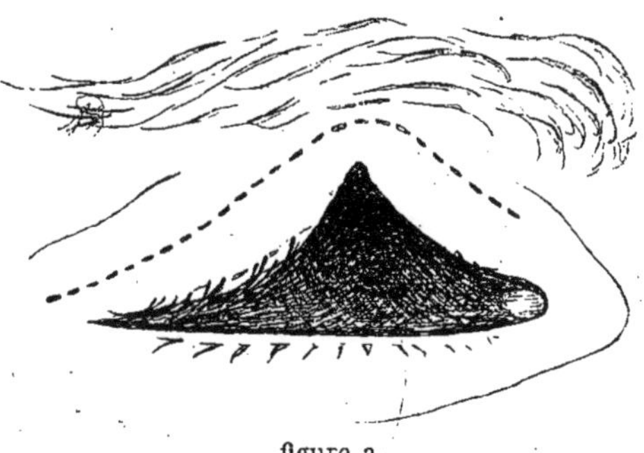

figure a

6 m/m de distance environ. Cette incision doit contourner le colobome, en se tenant toujours, si possible, à 6 m/m de son sommet et de ses bords. Elle affecte ainsi la forme d'un accent circonflexe. Elle ne doit intéresser que les couches superficielles de la paupière. Ce n'est donc pas une section de cette paupière dans toute son épaisseur, chose qui a son importance (figure *a*).

II. *Dissection des couches superficielles de la paupière.*

Elle a pour but de mettre en ligne le sommet et les bords du colobome avec le reste du bord palpébral.

La lèvre inférieure de l'incision tout autour du colobome et jusqu'à ses bords est disséquée avec grand soin, de façon à obtenir un dédoublement de la paupière en deux feuillets. Quand cette dissection est faite, on rabat, en bas, vers le bord palpébral, le feuillet superficiel, face cruentée en avant jusqu'à ce qu'il se trouve en ligne avec le bord palpébral normal (figure b).

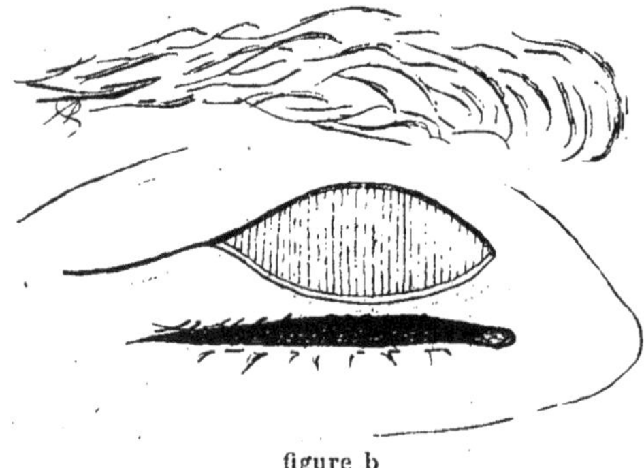

figure b

A ce moment, il existe une large surface cruentée, correspondant à l'emplacement primitif du colobome. Cette surface cruentée a comme limites : en haut, la lèvre supérieure de l'incision restée en place ; en bas, la lèvre supérieure de l'incision fortement abaissée ; le fond est formé en haut, par ce qui reste des couches profondes de la paupière ; en bas, par la lèvre inférieure de l'incision déroulée et retournée de façon telle que sa partie primitivement antérieure et superficielle est devenue, maintenant, postérieure et profonde. Elle forme la face postérieure de la paupière et regarde le sac conjonctival. Le bord palpébral étant ainsi remis en ligne, il ne reste plus qu'à combler la brèche sus-jacente.

III. *Oblitération de la brèche à l'aide d'un lambeau autoplastique.*

Pour combler la brèche béante, le tissu palpébral faisant défaut, on doit emprunter un lambeau cutané

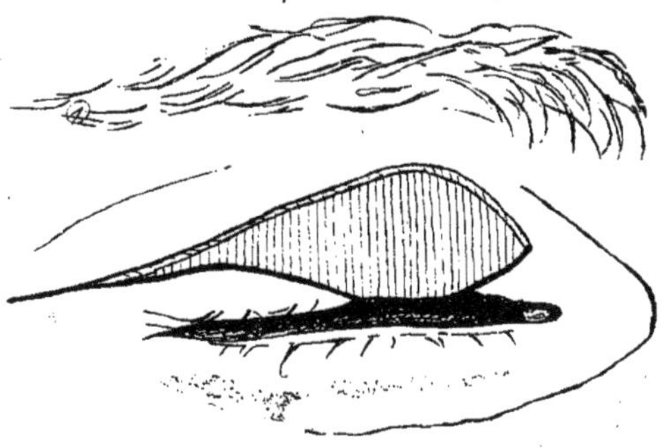

figure c

dans le voisinage, soit à la joue, soit à la tempe. Ce lambeau n'a pas seulement pour fonction de combler une surface cruentée, mais aussi de maintenir en place, c'est-à-dire en bas, la partie moyenne du bord palpébral remis en ligne.

Il est inutile d'insister sur l'importance d'un tel résultat car tout le succès de la prothèse future en dépend. Il ne suffit pas d'avoir un bon moignon sur lequel s'adaptera, au mieux possible, la plus belle et la mieux conçue des pièces prothétiques, il est de toute nécessité que ce moignon soit protégé et que le futur œil artificiel soit bien soutenu.

C'est ce qui donne sa valeur à la technique que nous venons de décrire, et les planches qui accompagnent et illustrent notre travail, le montrent très clairement.

Certes, cette manière de procéder ne donne pas toujours immédiatement un bord palpébral d'une régularité parfaite ; souvent, sur ce bord, au niveau même de l'ancien colobome, il existe des plis et des sinuosités disgracieux. Mais ce n'est plus qu'une simple question secondaire par rapport au résultat obtenu, c'est-à-dire la restauration totale de la paupière qui n'existait même pas, comme dans le cas de vastes délabrements. Ces sinuosités et ces plis, de simples retouches les feront plus tard disparaître.

Conclusions

1° L'avantage de ce procédé opératoire de restauration palpébrale que nous venons d'exposer c'est qu'il permet de refaire au niveau du colobome, un bord palpébral par simple glissement en bas des téguments superficiels du colobome.

2° Ce sont ces téguments superficiels qui entourent la brèche palpébrale qui reconstituent le bord de la paupière manquant au niveau de la perte de substance. On les a simplement fait glisser en bas et ils viennent faire le raccord entre deux portions restantes du bord palpébral normal.

3° Enfin ces mêmes téguments, par suite de leur glissement en bas et leur déroulement, contribuent, au surplus, à reformer le cul de sac conjonctival ou à l'agrandir s'il existe déjà.

4° Le procédé opératoire dont nous venons d'exposer les lignes au cours de ce travail, permet de restaurer pour le mieux les paupières sectionnées ou délabrées par les traumatismes et cela tardivement ou même lorsque des cicatrices ont déformé ce qui reste de la paupière, en attirant vers le rebord orbitaire tous ces tissus.

5° Par là, même, découle son utilité incontestable pour le port futur de la pièce de prothèse.

Bibliographie

A. TERSON : Chirurgie oculaire.
F. TERRIEN : Chirurgie de l'œil et de ses annexes et Précis d'Ophtalmologie.
HAAB et MONTHUS : Atlas manuel de chirurgie oculaire.
HAAB et TERSON : Maladies externes de l'œil.
PANAS : Traité des maladies des yeux.
AXENFELD : Traité d'Ophtalmologie.
G. VALOIS : Les borgnes de la guerre.
FUCHS : Manuel d'Ophtalmologie.

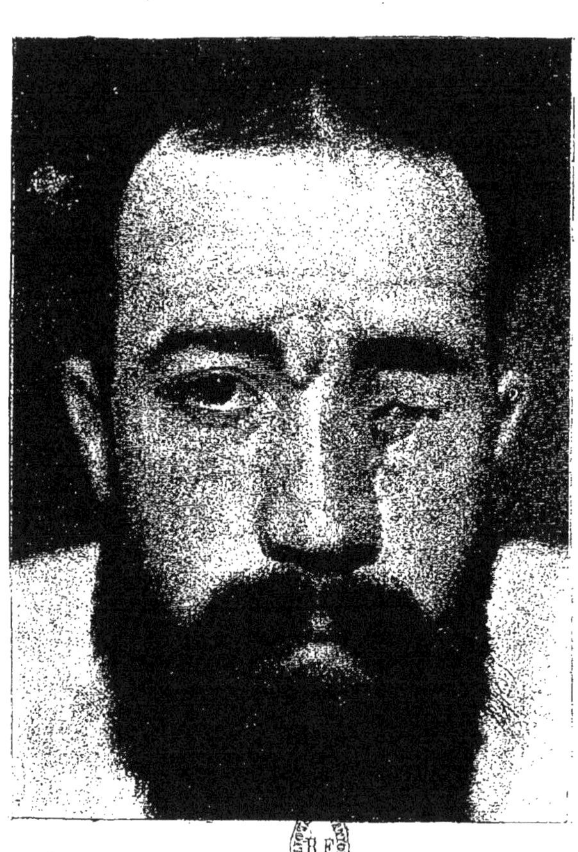

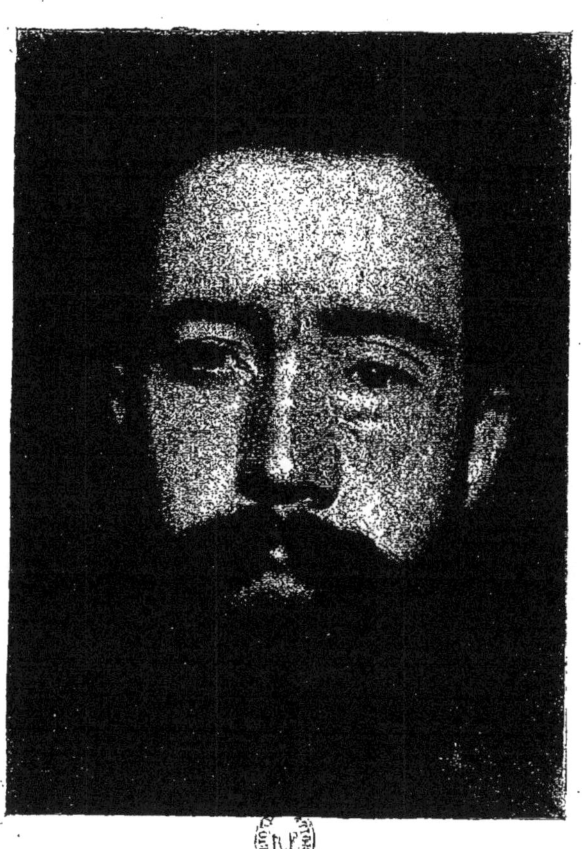

planche 1

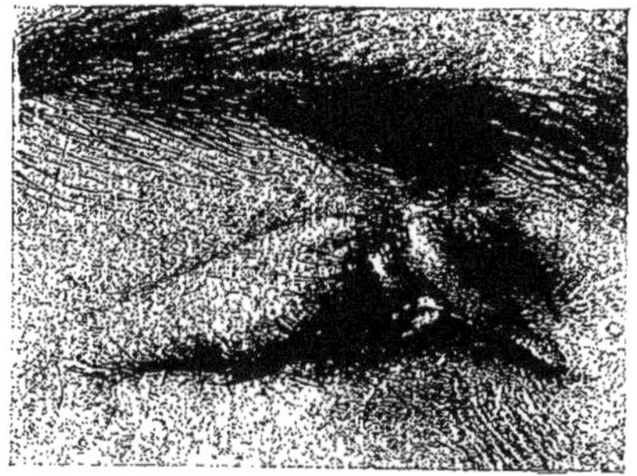

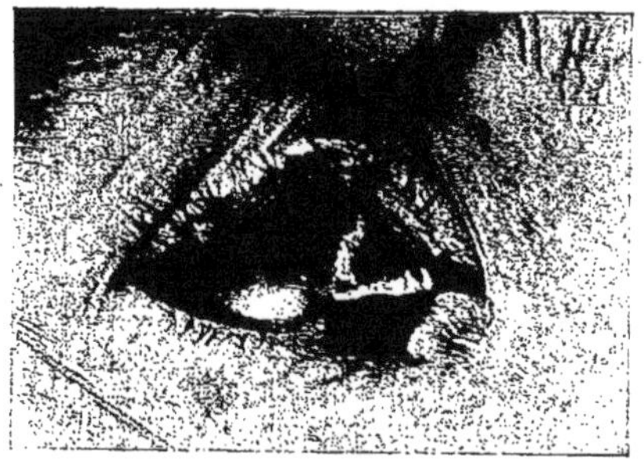

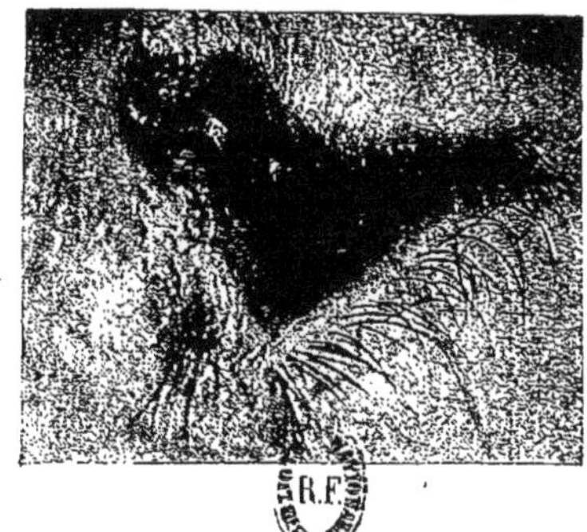

planche 2

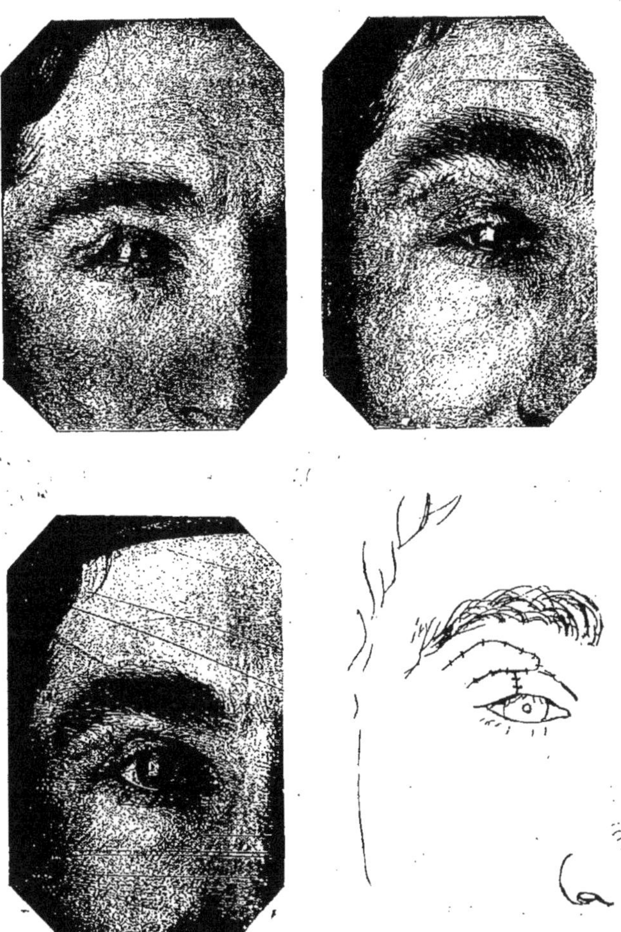

Colobome palpébral. Mise en ligne du bord palpébral. Oblitération de la brèche susjacente par glissement. La kératite a guéri par restauration de la paupière.

planche 3

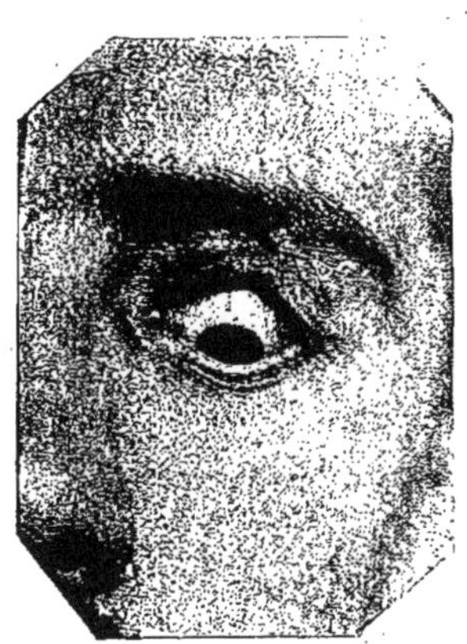

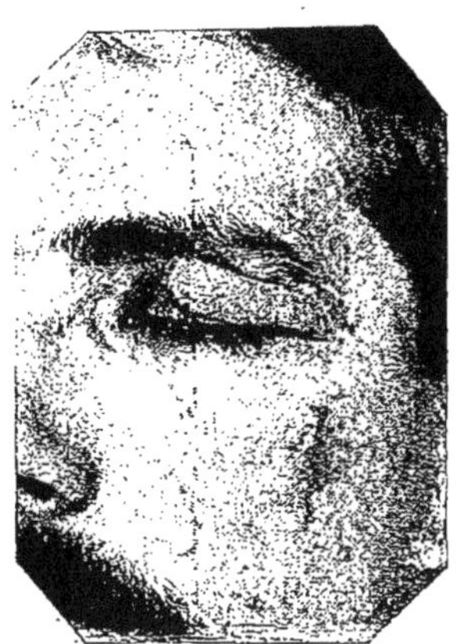

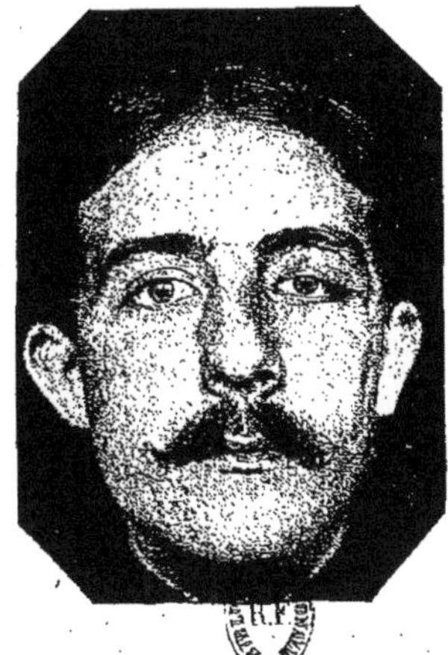

planche 3 bis

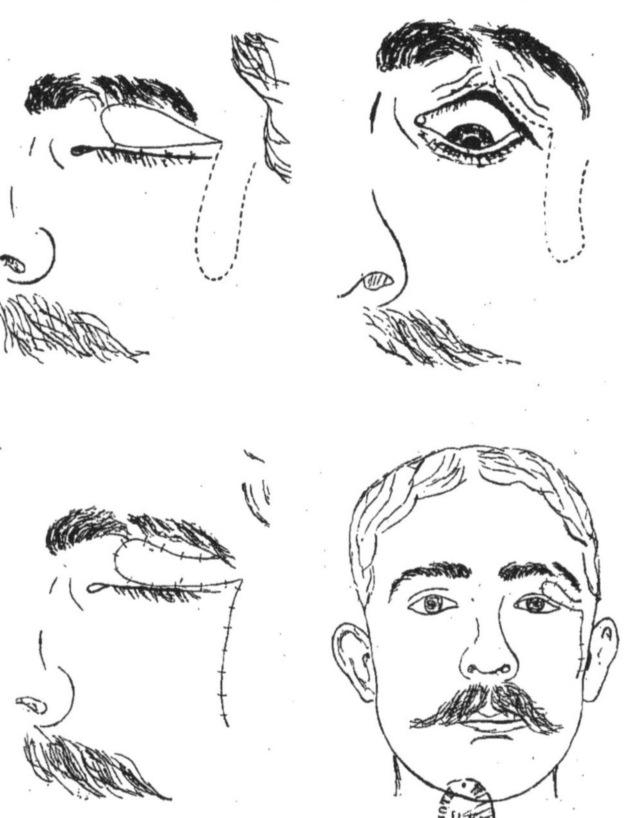

Grand colobome : restauration par autoplastie après alignement du bord palpébral (technique n° 2).

planche 4

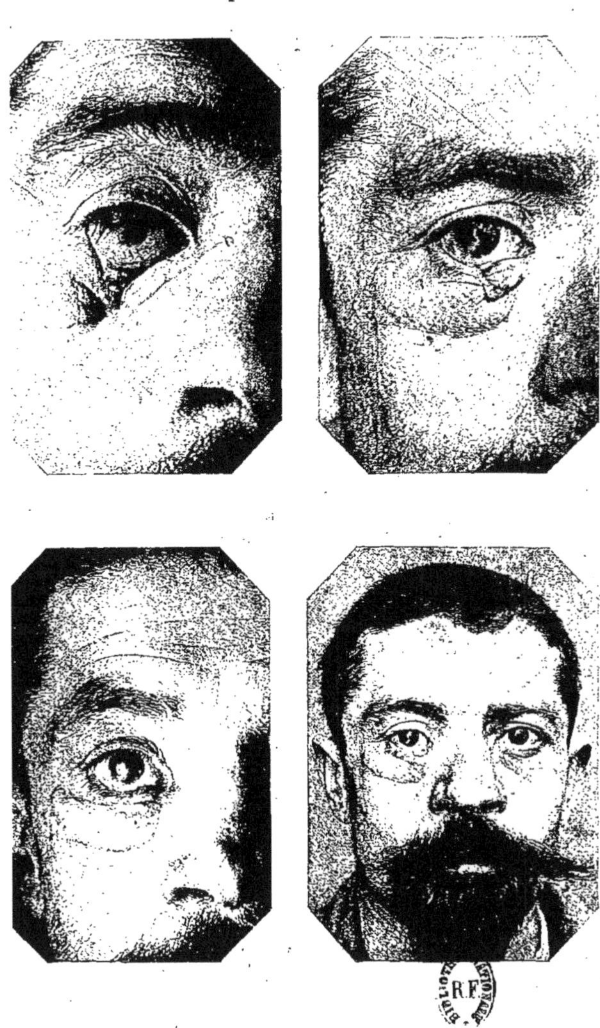

planche 4 bis

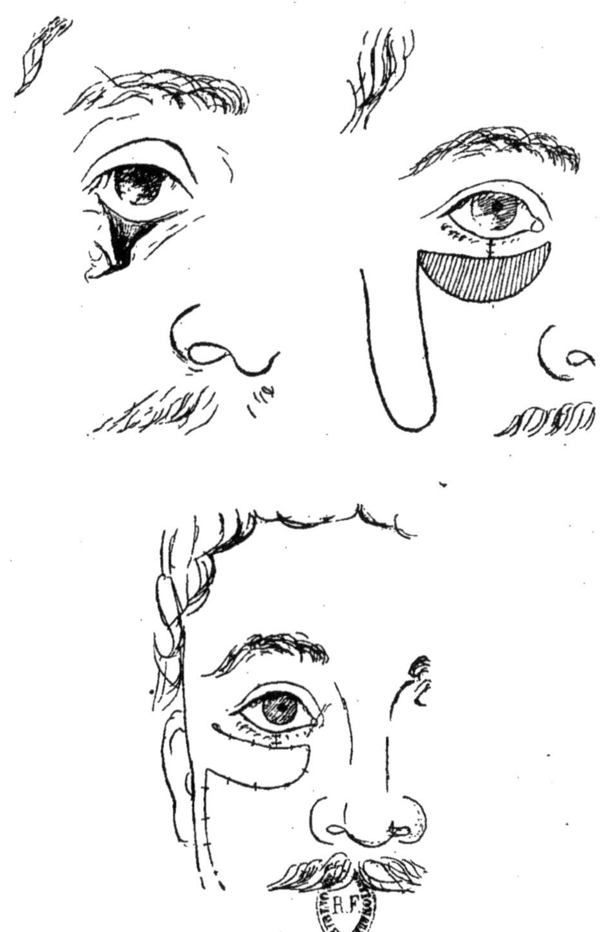

planche 5

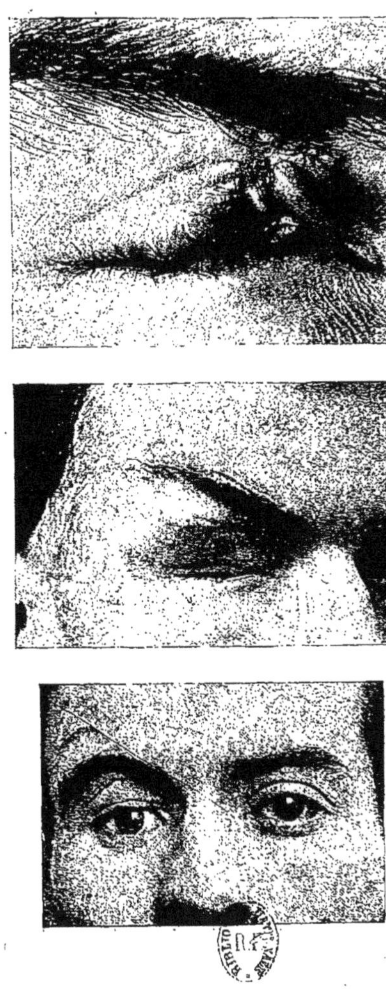

planche 5 bis

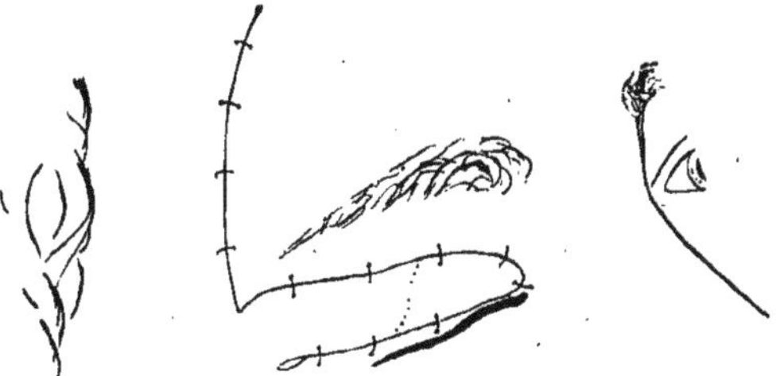

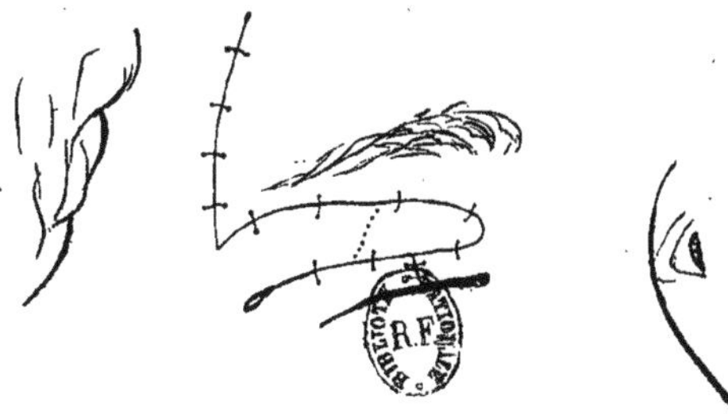

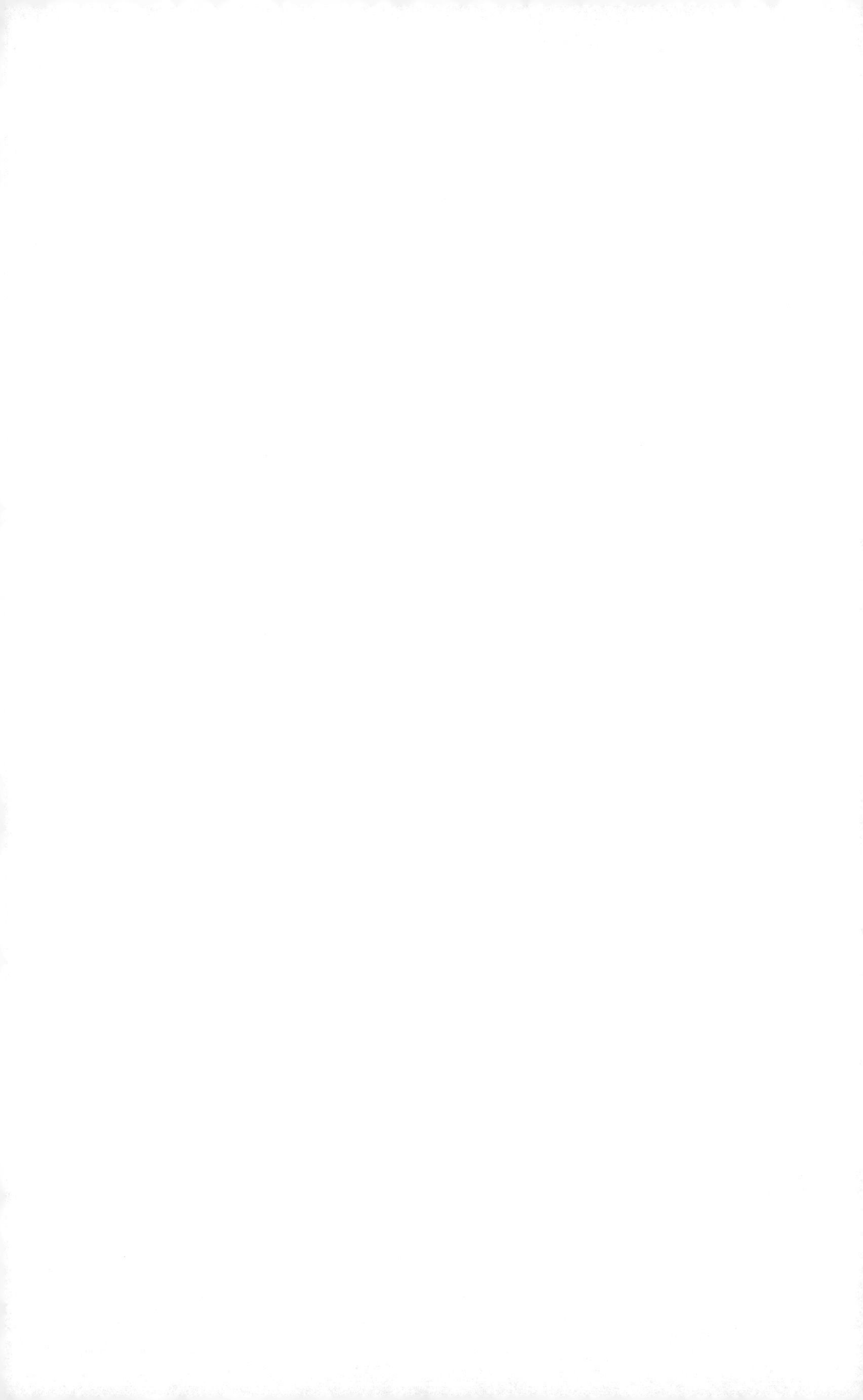

www.ingramcontent.com/pod-product-compliance
Ingram Content Group UK Ltd.
Pitfield, Milton Keynes, MK11 3LW, UK
UKHW021520260726
13993UKWH00004B/1800